140
91

ÉTUDE

SUR LES

INJECTIONS HYPODERMIQUES

DE QUININE

PAR

M. André ROUX

PHARMACIEN DE 1ʳᵉ CLASSE

MONTPELLIER

TYPOGRAPHIE ET LITHOGRAPHIE CHARLES BOEHM

Éditeur du Nouveau Montpellier Médical

—

1895

ÉTUDE

SUR LES

INJECTIONS HYPODERMIQUES

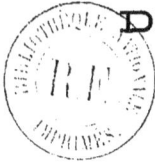

DE QUININE

PAR

M. André ROUX

PHARMACIEN DE 1re CLASSE

MONTPELLIER

TYPOGRAPHIE ET LITHOGRAPHIE CHARLES BOEHM

Éditeur du Nouveau Montpellier Médical

—

1895

A MON PÈRE

A MA MÈRE

A MA FAMILLE

ANDRÉ ROUX.

A Monsieur GAY

Professeur à l'Ecole Supérieure de Pharmacie.

Hommages respectueux.

A MES MAITRES

DE L'ÉCOLE SUPÉRIEURE DE PHARMACIE DE MONTPELLIER

ANDRÉ ROUX.

INTRODUCTION

Nous nous sommes proposé l'étude des injections concentrées de quinine. Nous avons essayé d'indiquer le plus clairement possible leurs avantages et leurs inconvénients. Nous avons étudié chacun des sels employés, en donnant le plus grand nombre de formules publiées. Nous avons terminé en indiquant le sel le plus favorable à ce mode d'administration de la quinine.

Par suite, nous avons été amené à scinder notre étude en trois parties :

1° Avantages et inconvénients de ces injections ;

2° Etude galénique des sels quiniques employés ;

3° Conclusions.

Avant d'entrer dans l'étude de notre sujet, nous prions notre maître, M. Gay, de vouloir bien accepter nos remerciements pour les conseils qu'il a bien voulu nous prodiguer au sujet de notre travail. Nous serions heureux que cette étude pût lui prouver que nous l'avons bien compris.

Enfin nous présentons l'hommage de notre reconnaissance à tous nos Maîtres de l'Ecole supérieure de Pharmacie de Montpellier, pour le précieux enseignement que nous avons reçu à leur école.

ÉTUDE

SUR LES

INJECTIONS HYPODERMIQUES DE QUININE

CHAPITRE PREMIER.

Avantages et inconvénients des injections hypodermiques de Quinine.

Ce mode d'administration présente des avantages, mis en relief principalement par Arnould : il épargne la susceptibilité de la muqueuse gastrique, il évite la destruction d'une fraction de la substance active ou son élimination par les voies inférieures, sans absorption préalable ; d'où, il en résulterait une économie de 66 %. Ce fait est démontré par les analyses, du Dr Albin Meunier [1], du sulfate de quinine dans les matières fécales, après l'absorption de ce médicament en pilules.

De plus, ce mode d'intervention thérapeutique est bien plus actif que tout autre, quoiqu'il ne semble pas que ce mode

[1] Union pharmaceutique, 15 mars 1887, pag. 97.

d'administration ait par lui-même une action autre que celle d'un sel de quinine administré par l'estomac. La différence des résultats doit provenir de la possibilité de mettre instantanément dans la circulation une dose massive du médicament. Il reste, en effet, bien entendu que la quinine ne manifeste son action curative qu'une fois passée dans le sang. Plus vite elle y pénétrera, et plus la quantité en sera grande, plus sûre sera son action. C'est l'avantage le plus clair des injections hypodermiques de quinine, et ce qui lui assure un résultat non douteux pour tous les cas graves où il faut intervenir vite et où la muqueuse intestinale n'est bonne à rien, d'abord parce qu'elle absorbe tardivement et ensuite parce qu'elle absorbe incomplètement.

Cette manière de prendre la quinine est bien préférable pour les personnes dont les estomacs délabrés n'ont pas à se louer de son ingestion. Les troubles sensitifs, bourdonnements d'oreilles, surdité, qui sont si fréquents autrement, existent néanmoins, mais leur intensité est diminuée.

Un autre avantage, non moins grand, de ces injections est l'économie qu'elles procurent, et qui en facilite l'emploi dans la médecine des pauvres.

En un mot, tout le monde est d'accord sur la valeur des injections de quinine: tous les auteurs, en effet, les vantent dans les accès pernicieux ou dans les accès graves, tous les praticiens y ont recours dans les cas presque désespérés et tous proclament les heureux résultats de cette méthode.

Cependant, il y a quelque chose qui fait que la foi dans les injections de quinine n'est pas une foi agissante ; tout le monde s'en méfie, et, malgré les bienfaits que l'on a retirés de cette méthode hypodermique, elle est restée très impopulaire aussi bien dans la masse des médecins que dans la masse des malades.

Ce quelque chose, c'est la peur des *accidents* produits par les injections de quinine. Tous les auteurs parlent de ces accidents, et limitent leur emploi à des cas spéciaux.

Les injections hypodermiques de sel de quinine peuvent, en effet, donner lieu à des accidents locaux (douleurs, phlegmons, escharres). Elles sont suivies en général d'une douleur assez vive, il se forme souvent au point d'injection un petit noyau d'induration. Tantôt ce noyau se résorbe, tantôt on voit se produire un abcès ou bien une escharre sèche qui ne se détache que lentement. Il peut se former parfois des escharres très étendues, voire même des phlegmons diffus.

Mais on a exagéré la portée, la fréquence aussi bien que la gravité de ces accidents. En effet, le Dr Pierre[1], médecin de colonisation, montre que sur 1,500 injections, l'induration a été observée cinq cent trente-huit fois, et dans l'immense majorité des cas, le malade ne s'en serait certainement pas aperçu, si l'on n'avait pas attiré son attention de ce côté. Il a été également observé 28 véritables accidents.

D'où les accidents que l'on reproche aux injections de quinine, ne sont que de légers inconvénients de la méthode hypodermique, au même titre que l'amertume, le dégoût ou quelques crampes stomacales sont des inconvénients de la méthode par ingestion. Et à l'appui nous pouvons encore citer que le Dr Malbot (Henri), Médecin en chef de l'Hôpital militaire de Djidjelli, a pu pratiquer des séries de 3000 injections dans le tissu cellulaire du tronc à l'abdomen et dans les flancs sans le moindre accident ; la douleur et le gonflement étant tout au plus comparables à ceux des injections de caféine ou même de morphine.

Donc, c'est à tort que le praticien se laisse arrêter par ces prétendus accidents, qui certainement sont loin de pouvoir être mis en balance, dans l'immense majorité des cas, avec les bienfaits que l'on en retirerait.

[1] Dr Pierre; Thèse Montpellier.

CHAPITRE II

Etude galénique des sels de Quinine employés.

QUININE.

Découverte en 1820 par Pelletier et Caventou. Elle est blanche, amorphe, mais elle peut cristalliser en prismes carrés terminés par des pyramides, si on la laisse en contact avec l'eau, surtout avec l'ammoniaque.

La quinine se dissout à 15° dans 2,024 p. d'eau froide, dans 760 p. d'eau bouillante, dans 1,926 p. de chloroforme, dans 1,134 p. d'alcool absolu froid, dans 22,632 p. d'éther. Les huiles grasses, les essences, la benzine et les huiles de schiste la dissolvent aussi.

On a songé tout d'abord à l'employer pour les injections hypodermiques, mais vu sa faible solubilité dans les dissolvants divers, cet alcaloïde a été bientôt délaissé.

On a également essayé d'augmenter cette solubilité, à l'aide d'adjuvants, ou de dissolvants, mieux appropriés que l'eau. C'est ainsi que Otto prescrivait :

> Quinine pure..................... $0^{gr},50$
> Ether........................... 1^{cc}.

D'après MM. Eulenburg, Kuhn (de Strasbourg), Ventzel,

Bernatzik, cette solution, aurait une action irritante locale assez intense et devrait être rejetée et remplacée par :

Quinine pure..................... $0^{gr},20$

Alcool absolu........ }
Ether............. } $d\ d\ \times$ X à XV gouttes.

Vaseline liquide médicinale......... 20 gram.

Triturer la quinine dans l'alcool jusqu'à complète dissolution, ajouter l'éther, puis la vaseline, filtrer, stériliser.

Cette préparation contient une dose de quinine équivalente à $0^{gr},23$ de sulfate de quinine. L'injection de cette solution, à dose majorée, doit naturellement être faite, aussitôt après sa préparation, sinon l'excès d'alcaloïde se dépose. On peut l'injecter en totalité d'une seule fois, elle est très bien tolérée sans réaction, ni douleur. Comme on peut répéter la dose plusieurs fois par jour, on introduit dans l'économie des doses de quinine très suffisantes.

Quoique cela, on s'adresse plus fréquemment aux bon sels de quinine qu'à cette dernière.

SULFATES DE QUININE.

Il existe deux combinaisons de la quinine avec l'acide sulfurique, anciennement désignées sous le nom de sulfate neutre et de sulfate acide de quinine. D'après les travaux de Ad. Wurtz, la quinine étant diacide, il faut regarder le premier de ces sels comme un sulfate basique et le second comme un sulfate neutre.

A. — Sulfate basique de Quinine.

Le sulfate basique de quinine pur cristallise en aiguilles dures, brillantes, ressemblant à celles des sulfates de sodium et

de magnésium, mélangé même faiblement, de sulfate de cin-
chonidine, il affecte la forme d'aiguilles longues et déliées,
d'un toucher cotonneux tout à fait caractéristique, d'une densité deux à quatre fois plus faible que celle du sulfate pur,
facilement fusibles au-dessus de 100°, appartenant au système
unoblique.

Il se dissout dans 581 p. d'eau à 15°, dans 33 p. d'eau bouillante, dans 80 p. d'alcool à 80° à froid, dans 60 p. d'alcool
absolu et dans 36 p. de glycérine pure. Il est insoluble dans
l'éther et le chloroforme. — Les dissolutions dans les acides
étendus sont lévogyres et fluorescentes ; elles ont un reflet bleu
intense, atténué ou même annulé par l'acide chlorhydrique et par
les chlorures solubles.

L'administration de ce sel, sous cette forme galénique, est
devenue l'objet d'une vogue en partie justifiée depuis les travaux
de l'ihan-Dufeillay, de H. Bourdin, de Dodeuil, de Shachaud,
d'Arnould et d'autres médecins distingués. On y a recours contre
les rhumatismes, les névralgies et les fièvres intermittentes,
quand le mauvais état des voies digestives, ne permet pas d'introduire dans l'estomac des doses un peu considérables de sels
quiniques.

M. Burdel, le premier, aurait employé, dans plusieurs cas de
fièvres pernicieuses la solution :

$$\text{Sulfate de quinine} \dots\dots\dots\dots \quad 1^{gr},50$$
$$\text{Ether} \dots\dots\dots\dots\dots\dots \quad 5 \text{ gram.}$$

Une seringue en une fois, soit $0^{gr},30$ de sel. Pas d'accidents
locaux.

M. Denis a essayé la solution de sulfate de quinine dans la
glycérine et dit y avoir renoncé. Il n'aurait obtenu que des injections peu concentrées. En effet, à froid, 100 p. de glycerine
n'en dissolvent que $2^{gr},75$.

Un grand nombre d'auteurs songèrent ensuite à l'acide sulfurique comme adjuvant. Ainsi, Moore proposait :

Sulfate de quinine.............. 1^{gr},50

Acide sulfurique............... X gouttes.

Eau distillée..................,... 16 gram.

Cette solution, d'un emploi difficile, fut bientôt rejetée et remplacée par celle de M. Craith :

Sulfate de quinine.... .... 2 gram.

Acide sulfurique............... Q. S.

Eau distillée.................. 16 gram.

Eulenburg proposait également :

Sulfate de quinine.............. 2 gram.

Acide sulfurique dilué.......... Q. S.

Eau distillée.................. 20 gram.

et Pihan-Dufeillay et Decaisne :

Sulfate de quinine.............. 2 gram.

Eau de Rabel........ .... 5 —

Eau distillée.................. 5 —

Ils introduisaient ainsi dans la liqueur un nouvel élément d'irritation : l'alcool.

M. Lente, (de New-York), aurait usé de l'injection :

Sulfate de quinine.............. 3 gram.

Acide sulfurique............... 6 —

Eau distillée.................. 30 —

Acide phénique................. 0^{gr},30

Soit 0^{gr},086 par gramme ou 20 gouttes. Sur 300 injections il n'aurait eu que deux abcès et une escharre. On s'étonne à juste titre de ces résultats, avec une pareille solution, contenant une telle proportion d'acide.

M. Bartholow se serait bien trouvé de la solution :

Sulfate de quinine.............. 4 gram.
Acide sulfurique dilué.......... XI goùttes.
Eau distillée.................. 31 gram.

Cette solution devra être filtrée, 15 à 30 gouttes seraient une dose suffisante (la seringue contenant environ $0^{gr},12$ de sel).

Un certain nombre d'auteurs s'adressèrent également aux acides nitrique, acétique, chlorhydrique, pour faciliter la solution du sulfate de quinine, et publièrent les formules suivantes :

Sulfate de quinine............. $0^{gr},09$
Acide nitrique................ I goutte
Eau distillée................. XV goùttes

Desvigne.

Sulfate de quinine.......... 1 gram.
Acide acétique.............. qq. s. gouttes
Eau distillée.............. 10 gram.

Bourneville et Bricon.

Cette solution produisit des accidents locaux assez graves.

Sulfate de quinine................ $0^{gr},60$
Acide chlorhydrique dilué.......... $0^{gr},42$
Eau distillée..................... $0^{gr},78$

Bernatzik.

Sulfate de quinine................ 1 gram.
Chlorhydrate de morphine........ $0^{gr},10$
Acide chlorhydrique dilué........ $0^{gr},70$
Eau distillée.................. Q. S.

Bernatzik.

pour que la solution atteigne le poids de 5 gram. :

1 centim. cube contiendra 0^{gr},20 de sulfate de quinine et 0^{gr},02 de chlorhydrate de morphine.

Toutes ces formules, offrent de grandes variations dans la quantité d'acides employés comme dissolvants. Cl. Bernard, voyant les nombreux accidents qu'elles produisaient, les attribua à la présence de ces acides. Il proposa de les remplacer par l'acide tartrique ou l'acide citrique. Bourdon, puis Gualla, Vinson l'imitèrent. Ils prescrivaient :

> Sulfate de quinine.............   1 gram.
> Acide tartrique...............   0^{gr},50
> Eau distillée.................   10 gram.

et M. Denis :

> Sulfate de quinine............   1 gram.
> Acide tartrique...............   0^{gr},33
> Eau distillée.................   6^{gr},60

Cette solution, supérieure aux précédentes, laissait cependant un dépôt après un certain temps.

Cette non-stabilité, jointe à la douleur beaucoup plus vive de l'injection, due probablement à la présence de l'acide tartrique, l'engagea à avoir de nouveau recours à l'acide sulfurique, beaucoup moins douloureux. Il employait alors :

> Sulfate de quinine............   4^{gr},80
> Acide sulfurique dilué.........   3 gram.
> Eau distillée.................   32 —

M. Hepp parvint à réduire son acidité, qui la rendait assez irritante et prépara une nouvelle liqueur telle que la quantité totale d'acide sulfurique correspondait atomiquement au sulfate de quinine. Elle était formulée :

Sulfate de quinine.............	4^{gr}.80
Acide sulfurique dilué..........	2^{gr},80
Eau distillée..................	32 gram.

Cette solution colore le papier de tournesol en rouge vineux, conserve sa limpidité après plusieurs mois sans donner aucune altération notable. On injecte 0^{gr},03 de sulfate par 10 divisions de la seringue. On pourrait obtenir une plus grande concentration en chauffant le liquide avant l'injection.

Ce dernier mode opératoire fut employé très souvent avec succès par le Dr Goldschmidt (Graflenstaden). Il prescrivait :

Sulfate de quinine..............	1^{gr},20
Acide tartrique.................	0^{gr},40
Eau distillée..................	2 gram.

Cette solution dépose beaucoup par le refroidissement, mais devient bientôt limpide après une courte immersion dans l'eau chaude.

Le sulfate basique (dit neutre) de quinine, très peu soluble, ne peut donc être que très difficilement utilisé en solutions assez concentrées pour les injections hypodermiques, les liqueurs précédentes produisant, par leur acidité, de l'irritation locale et pouvant amener des ulcérations, des abcès, etc., etc, et toujours de l'induration.

Ces accidents pourraient être évités, en employant des solutions très diluées, mais on serait alors obligé d'avoir recours à des injections multiples. Or, comme il importe d'introduire, dans l'économie, des doses efficaces sous un petit volume, les praticiens ont eu recours au sulfate neutre (dit acide) de quinine ou bisulfate.

B. — *Sulfate neutre* (dit acide) *de quinine.*

Ce sel cristallise en prismes orthorhombiques déliés ou quelquefois volumineux, lorsqu'ils ont été formés par évaporation
spontanée. Il est efflorescent à la température ordinaire. Il se
dissout dans la glycérine, dans 1 p. d'eau à 15°, dans 8 p.
d'eau à 22° et dans 32 p. d'alcool. Il fond à 100° dans son
eau de cristallisation et présente une réaction acide. La radiation
solaire directe, ou une température de 135° le convertissent en
sulfate de quinicine. Il contient 59,12 °/₀ de quinine.

Le sulfate neutre de quinine, très soluble dans l'alcool, la
glycérine, l'eau, est plus apte que le sulfate basique de quinine,
à être employé hypodermiquement. Aussi Eulenburg avait-il, le
premier, proposé :

Bisulfate de quinine............ 1 gram.
Glycérine.................... 10 —

Cette solution peut être conservée indéfiniment. Chaque
seringue (20 gouttes) contient 0ᵍʳ,10 de sel. On peut modifier
cette formule, en employant parties égales d'eau distillée et de
glycérine.

Vée, puis Gubler [1], ont préconisé :

Sulfate acide de quinine......... 1 gram.
Eau distillée................... 11 —

3 gram. (environ 60 gouttes) de cette liqueur contiennent
0ᵍʳ,25 de principe actif c'est-à-dire la valeur d'une prise ordinaire dans la médication interne. Il ne faut pas en injecter
davantage à la fois, sous peine d'occasionner une phlégose locale;
mieux vaut réitérer l'opération, aussi souvent que l'état morbide
l'exige.

[1] Gubler ; **Commentaires du Codex**, pag. 650.

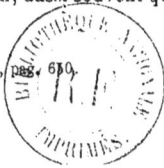

3

Rosenthal se servait de :

> Sulfate neutre de quinine.......... 1 gram.
> Eau distillée................... 6 —

Cette solution laisse déposer par refroidissement des cristaux de sulfate de quinine.

Ranking[1] emploie une solution de sulfate neutre de quinine dans l'eau chaude. Il recommande de chauffer la seringue et la solution, au moment de faire l'injection, de la pratiquer à la partie postérieure et externe de l'avant-bras, en poussant le liquide très lentement dans le tissu cellulaire sous-cutané.

La solution doit être employée à chaud pour deux raisons :

1° L'injection chaude est moins douloureuse que froide.

2° Le sulfate de quinine se dépose moins facilement dans le tissu cellulaire et s'absorbe, par suite, intégralement.

M. Galvagni[2], recommandait de faire chauffer au bain-marie, dans une capsule ou un tube de verre :

> Eau distillée.............. 2 gram.
> Bisulfate de quinine........ 0^{gr},50 à 0^{gr},75

Le sel quinique serait dissous par l'action de la chaleur seule, sans l'aide d'acides, et par suite ne produirait pas d'accidents locaux. Il est toutefois permis de douter de ce qu'avance l'auteur, quand on voit qu'il recommande de mettre, pendant trois jours, des compresses d'eau ordinaire, en les renouvelant toutes les dix minutes, au lieu de la piqûre.

[1] Indian med. Gaz., avril 1877.
[2] Gazetta med. de Roma, 1883, pag. 198.

ALTÉRATIONS DES SOLUTIONS POUR INJECTIONS HYPODERMIQUES
DE SULFATES DE QUININE.

Les solutions de sulfate de quinine, obtenues en faveur d'une
petite quantité d'acide en excès, se remplissent, par un temps
chaud, de flocons blanchâtres. Ces flocons étaient considérés,
autrefois, comme étant des algues ; mais ce sont en réalité, le
plus souvent du moins, des champignons inférieurs, qui ont
subi des modifications plus ou moins profondes, sous l'influence
des conditions spéciales dans lesquelles ils ont végété.

L'acide sulfurique agirait-il dans ce phénomène, comme l'acide
phosphorique et les phosphates agissent dans la putréfaction, en
fournissant du soufre au tissu du champignon, qui, on le sait,
se rapproche beaucoup du tissu des animaux ? Des analyses déli-
cates pourraient seules résoudre la question.

On retrouve, là, en un mot des hygrococis, rappelant ceux
qu'a signalés et étudiés M. le professeur Marchand [1], φ. Hygrococis arsenicus notamment.

Si l'on soumet, en effet, ces différents dépôts à l'examen
microscopique, on y observe, d'ordinaire, des filaments mycé-
liens plus ou moins allongés, amincis, ou présentant quelquefois des renflements et des déformations bizarres ; çà et là se
trouvent quelques spores, tantôt libres, tantôt enchaînées.

Ces éléments sont souvent perdus, au milieu de débris divers,
confus, et d'une substance granuleuse et amorphe. Il est inutile
d'insister sur les inconvénients de pareilles productions; toutefois
un point paraît dominer tous les autres, c'est le rôle de destruction que peuvent jouer ces organismes à l'égard des principes
actifs en solution.

[1] N. L. Marchand ; Bot. cryptog., 1883.

Outre ce manque de conservation, les injections hypodermiques de sulfate de quinine présentent d'autres inconvénients dont il faut tenir compte. Ainsi il est difficile d'introduire sous la peau une dose considérable de solution quinique, sans provoquer une irritation plus ou moins vive du tissu cellulaire, d'où peut résulter une escharrification ou un travail phlegmonique allant jusqu'à la suppuration. Sur 156 cas, Arnould a constaté 21 fois un tubercule induré, 4 fois des escharres et 15 fois des abcès.

Il peut arriver exceptionnellement que le sulfate de quinine déposé dans le tissu cellulaire sous-cutané se sépare de son dissolvant et demeure inerte, comme le fait observer Gubler [1]. Dans cette circonstance il avait injecté une solution alcoolique de sel.

[1] Gubler; Commentaires du Codex.

Chlorhydrates de Quinine

La quinine forme avec l'acide chlorhydrique deux composés :
le chlorhydrate basique et le chlorhydrate neutre ou bichlorhydrate.

A. — *Chlorhydrate neutre de Quinine.*

La découverte de la grande solubilité du chlorhydrate neutre
de quinine doit être attribuée au Dr Vitali, directeur de la pharmacie de l'hôpital de Plaisance.

Ce chimiste l'avait préparé dès 1872 par double décomposi-
tion, au moyen du bisulfate de quinine et du chlorure de
Baryum.

Il cristallise en aiguilles déliées, très acides aux réactifs colorés,
bien que chimiquement neutres, et très solubles dans l'eau :
1 gram. de sel est dissous par 0^{gr},66 d'eau distillée.

Ce sel était oublié, lorsque, dans l'*American journal of pharmacie,* une fabrique de produits pharmaceutiques appela de nouveau l'attention sur les avantages que possèdent les chlorhydrates
de quinine en comparaison des sulfates ; leur solubilité plus
grande, leur pourcentage plus grand et leur assimilation plus
parfaite.

En 1888, puis en 1890, MM. Beurmann et Villéjean appe-
lèrent l'attention sur la valeur du bichlorhydrate pour les injections sous-cutanées. Ils prescrivaient :

> Bichlorhydrate de quinine. 5 gram.
>
> Eau distillée . . . . QS pour faire 10^{cc}.

1^{cc} représente exactement 0,50 de sel.

A défaut de bichlorhydrate solide, que l'on trouve cependant,
assez facilement dans le commerce, on pourra utiliser le chlor-

hydrate basique et préparer en quelques minutes une solution identique à la précédente par le procédé de MM. Beurmann et Villéjean[1] :

«Étendre avec eau distillée une certaine quantité d'acide chlor-
»hydrique pur jusqu'à ce que la liqueur donne au pèse urine une
»densité de 1,045 à 15°. Introduire dans une petite éprouvette
»graduée 5 gram. de chlorhydrate basique de quinine; ajouter 5^{cc}
»de la solution acide précédente. compléter avec H^2O dist. pour
»faire 10^{cc} et filtrer. »

Cette solution obtenue est limpide, de consistance sirupeuse, très acide au tournesol, mais non caustique, ne renfermant pas d'acide libre; les quantités mentionnées, ayant été calculées pour transformer intégralement le chlorhydrate basique en bichlorhydrate chimiquement neutre.

Elle peut être faite à l'avance, car elle se conserve bien.

M. A. Clermont[2] prépare le chlorhydrate neutre de la manière suivante: il fait dissoudre dans la quantité d'eau distillée voulue, d'une part 548 gram. de sulfate neutre de quinine et d'autre part 208 gram. de chlorure de Baryum sec (on ajoute un léger excès de sulfate pour éliminer absolument la baryte), et il mélange les deux liquides. Après séparation du sulfate de baryte formé, la liqueur évaporée au-dessous de 100° abandonne à l'état solide le chlorhydrate neutre de quinine. La dissolution franchement amère de ce sel n'a pas de saveur caustique.

On pourrait encore préparer le bichlorhydrate de quinine, en prenant[3] :

Quinine précipitée, lavée, séchée au-
   dessous de 50-51°. . . . .   37^{gr},08
Acide chlorhydrique pur D = 1,16 . .   22 ,82
Eau distillée . . . .   60^{cc}

[1] Union pharmaceutique, 1890, pag. 353.
[2] Union pharmaceutique. 1887, pag. 280.
[3] Year book of pharmacy, 1888.

mélanger l'acide à l'eau, ajouter la quinine, filtrer et évaporer avec soin, à siccité.

Toutefois, on ne devra employer que le chlorhydrate neutre de quinine bien préparé, sans quoi, d'après Schorlemmer, il se décomposerait par l'eau en sel basique et acide libre.

M. Kohn employait une solution glycérinée :

Chlorhydrate neutre de quinine . . . . . 2 gram.
Glycérine. . . . . 5 —
Eau distillée . . . . 5 —

En employant la solution chaude et bien divisée, il n'observait pas d'accidents locaux.

B. — *Chlorhydrate basique de quinine.*

Le chlorhydrate basique de quinine est le plus stable de tous les sels de cet alcaloïde. Il cristallise en longs prismes brillants, solubles dans 23,73 p. d'eau à 12°, dans deux fois leur poids d'eau bouillante, dans 3 fois leur poids d'alcool à 90°, et dans 10 fois leur poids de chloroforme. Il ne s'effleurit pas à l'air. Il contient 81,71 % de quinine.

Ce sel, présentant l'inconvénient de nécessiter 22 fois son poids d'eau pour se dissoudre, était peu propre aux injections hypodermiques. Aussi avait-on cherché à augmenter sa solubilité à l'aide de l'acide chlorhydrique. C'est ainsi que les formules suivantes furent proposées :

Chlorhydrate basique de quinine. . . . . 0^{gr},60
Acide chlorhydrique dilué. . . . . 0^{gr},48
Eau distillée. C^{gr},72

Bernatzik [1].

[1] Real ; Encyclopédie.

Chlorhydrate basique de quinine .... 4 gram.
Acide chlorhydrique .... 1 —
Eau distillée .... 8 —

Ziemssen [1].

Chlorhydrate basique de quinine... 20 gram.
Eau distillée .... 15 —
Acide chlorhydrique pur D = 1,18.. 5 —

Dissolvez à une douce chaleur et filtrez.

Chlorhydrate basique de quinine... 20 gram.
Acide chlorhydrique D = 1,045. ·.. 20 —

Ces solutions produisent des ulcérations et la nécrose du tissu cellulaire.

M. Marty [2] a rendu le chlorhydrate basique de quinine soluble dans 2 fois son poids d'eau, à l'aide de l'analgésine. Sa formule a été adoptée par le comité technique de santé de l'armée, et inscrite au supplément du codex. On peut prescrire :

Quinine (monochlorhydrate)........ 3 gram.
Alnalgésine.................... 2 —
Eau distillée bouillie refroidie à 15°.. 6cc

Introduisez les substances dans un flacon bouché à l'émeri, stérilisé, que vous plongerez dans de l'eau à 40°-50° jusqu'à dissolution complète. Le volume total est de 10 centim. cubes à 15°.

1 centim. cube de solution renferme 0,30 de monochlorhydrate. La liqueur se maintient à la température de 10°, elle doit être très limpide, ne tenir aucun corps en suspension.

[1] Pharmacopea clinique. Erlangen, 1883
[2] Union pharmaceutique, 1894, pag. 397.

Chlorhydrate basique de quinine....	1 gram.
Acide chlorhydrique pur..........	Q. S.
Eau distillée	6 gram.

Stenhaus.

CONSERVATION DES SOLUTIONS DE CHLORHYDRATE DE QUININE.

Les solutions de chlorhydrate de quinine, pures de tout mélange, n'éprouvent pas d'altérations de l'ordre de celles qui se manifestent par les cryptogames. Ce sel est donc impropre à la formation, au dépens de sa molécule organique, de toutes espèces de végétaux microscopiques. Les expériences de M. Fleury [1] le démontrent suffisamment.

1° Une solution de tannin a été additionnée d'acide chlorhydrique et de chlorhydrate de quinine. (Cette liqueur n'a pu être obtenue parfaitement claire, à cause de la précipitation d'une petite quantité de tannate de quinine).

Le vase à précipité contenant cette préparation a été recouvert d'une toile peu serrée et abandonné dans un local où la température ordinaire était de 20 à 25°.

Au bout de trente-trois jours, elle était exempte de produits végétaux organisés et présentait les réactions du tannin comme au début. Le sel de quinine s'était donc montré très efficace pour conserver un principe aussi altérable que le tannin.

2° Ayant observé dans le vinaigre scillitique des pharmacies la formation rapide d'un byssus parfaitement caractérisé et très abondant, il filtra ce liquide et l'additionna de chlorhydrate de quinine. Au bout de vingt jours, dans la saison la plus chaude

[1] Journal de Pharmacie et de Chimie, tom. XX, pag. 271, 1874.

de l'année, il ne s'y était développé aucune production crypto-
gamique.

M. Ferrari[1] a également expérimenté l'action du chlorhydrate de quinine à saturation, sur les microbes pathogènes
dépourvus de spores (staphylococcus pyogenes aureus), et il a
trouvé que les microbes meurent dans les solutions saturées de
ce sel de quinine.

De ces expériences nous pouvons donc conclure que les
solutions de chlorhydrate de quinine se conservent très bien.
Nous même avons exécuté les formules Beurmann et Villejean
et Marty, depuis quatre mois, et n'y avons observé aucune altération.

La formule de MM. Beurmann et Villejean, si l'on veut
employer le bichlorhydrate de quinine, sera seule prescrite, ou
celle de M. Marty, pour le monochlorhydrate.

CHLORHYDRO-SULFATE DE QUININE.

Ce sel a été proposé par MM. Grimaux et Laborde[2]. Le chlorhydro-sulfate de quinine, défini par eux, comme une espèce chi-
mique, et non un mélange de formule $(C^{20}H^{24}Azo^2)\ 2\ Hcl,\ So^4H^2,$
$3\ H^2O$, se dissout dans son poids d'eau à la température ordinaire,
et est prescrit aux mêmes doses que le sulfate de quinine;
vu qu'à poids égal, ils renferment la même quantité de quinine : le sulfate cristallisé à $7\ H^2O$ en contenant 74,2 % et le
chlorhydro-sulfate cristallisé à $7\ H^2O$, 74,3 %. Il pourrait être
prescrit :

Chlorhydro-sulfate de quinine...... 5 gram.
Eau distillée................... 6^{cc}

---

[1] Centralbl. f. Bakter. IV, n° 24, pag. 746.
[2] Union pharmaceutique, 1893, pag. 49.

Cette solution renferme 0^{gr},50 de sel par centimètre cube.

Mais ce sel, quoique d'un maniement très facile pour la méthode hypodermique, et bien que d'après son étude physiologique faite par M. Grimaux et Laborde, il possède l'efficacité du sulfate de quinine ordinaire, ne peut être employé, vu que le produit délivré par le commerce sous le nom de: « Chlorhydrosulfate de quinine » n'est pas toujours identique à lui-même.

En effet, M. Marty[1], dans ses essais tentés avec du chlorhydro-sulfate provenant d'une des maisons les plus recommandables de Paris, n'a pu préparer des solutions ayant une stabilité suffisante.

Une solution de 7 gram. de sel dans 9 centim. cubes d'eau distillée, obtenue à l'aide de la chaleur dans une quantité d'eau insuffisante pour tenir le sel en dissolution, avait abandonné par refroidissement des cristaux prismatiques de sulfate neutre de quinine.

D'où l'on peut tout au moins conclure de ces faits que le chlorhydro-sulfate livré à M. Marty n'était pas identique à celui qui a servi aux expériences de M. Grimaux, et de ce fait, ce sel devra être employé le moins possible pour les injections hypodermiques.

Bromhydrate de Quinine.

L'on connait deux bromhydrates de quinine : le Bromhydrate basique (dit neutre) et le Bromhydrate neutre (dit acide). Ces deux sels ont été obtenus par Latour en 1870 et par Boille en 1872. Gubler, Soulez, Raymond, les ont utilisés dans la méthode hypodermique.

[1] Journal de Pharmacie et de Chimie, 1894, pag. 190.

A. — *Bromhydrate basique.*

Le bromhydrate basique de quinine, cristallisé en aiguilles incolores, groupées en houppes soyeuses, Il se dissout dans soixante fois son poids d'eau froide, dans quatre parties de glycérine (Eulenburg), dans 10 p. (Boille), assez soluble dans l'alcool, en toute proportion dans l'alcool absolu.

Son peu de solubilité a fait abandonner son emploi dans les injections hypodermiques.

B. — *Bromhydrate neutre.*

Il se présente sous la forme de gros prismes, transparents, solubles dans 6,33 p. d'eau à 15° et dans beaucoup moins d'eau bouillante ou d'alcool. Il rougit le tournesol et contient 60 °/₀ de quinine.

Au point de vue thérapeutique, ce sel offre la réunion précieuse des propriétés en parties synergiques de la quinine et des préparations bromurées. Les symptômes de l'ivresse quinique sont modérés par une tendance marquée à la sédation nerveuse et à l'hypnotisme.

Plus soluble, par suite plus vite absorbé, plus riche en alcaloïde, il pourrait avantageusement remplacer le sulfate de quinine dans la préparation des solutions hypodermiques.

Gubler [1] proposait pour ce mode d'administration la solution au 1/10 suivante :

Bromhydrate neutre de quinine.....	1 gram.
Alcool........................	2^{gr},50
Eau distillée.................	7^{gr},50

0^{gr},15 de substance active par seringue Pravaz.

[1] Gubler ; Journal de Thérapeutique, n° 13.

Malgré la présence d'un peu d'alcool, le bromhydrate de quinine s'est toujours montré inoffensif [1] pour les tissus.

Dardenne [2], dans les fièvres intermittentes, employait :

> Bromhydrate acide de quinine...... 1 gram.
> Acide sulfurique dilué............ 6 gouttes.
> Eau distillée.................... 10 gram.

Ou :

> Bromhydrate acide de quinine...... 1 gram.
> Acide tartrique.................. $0^{gr},50$
> Eau distillée................... 10 gram.

Ces deux solutions ainsi obtenues, sont limpides et ne laissent après l'injection qu'un simple nodule qui persiste quelques jours.

Mac Auliffé [3] exerçant à l'île de la Réunion, dans les cas graves de fièvres palustres pernicieuses, s'est servi avec succès de :

> Bromhydrate de quinine........... 1 gram.
> Ether sulfurique................ 8 ^{cc}.
> Alcool rectifié.................. 2 ^{cc}.

Une seringue de Pravaz renferme $0^{gr},10$ de substance active. Il a pu en injecter 1 gram.

Rosenthal a recommandé une solution de bromhydrate de quinine dans la glycérine avec addition d'eau distillée. Cette liqueur ne serait pas irritante.

Chez les morphinomanes, M. Chéron (1885) a toujours employé les injections de ce sel au 1/10 ou au 1/20.

M. Maximowitsch (de Saint-Pétersbourg) a également préconisé :

> Bibromhydrate de quinine........ $0^{gr},18$ à $0^{gr},30$
> Eau distillée................... 1 gram.

---

[1] Revue des Sciences médicales, tom. VI, pag. 598.
[2] Journal de Thérapeutique, n° 9, 1877.
[3] Journal de Thérapeutique, n° 21, 1880.

dans un certain nombre de maladies aiguës. La solution doit être fraichement préparée, et ne donne lieu à aucun accident local, sauf parfois des indurations.

Le bromhydrate de quinine a donné d'excellents résultats, chez certaines constitutions où le sulfate de quinine, après avoir réussi longtemps, semblait avoir perdu ses propriétés antipériodiques. Il faudra avoir le soin de n'injecter par la même piqûre qu'une seule seringuée, pour bien s'assurer de l'innocuité pour le tissu cellulaire, et de plus, parce que les injections sont assez douloureuses.

BICHLORHYDRATE DE QUININE CARBAMIDÉ.

Drygin a indiqué, comme étant très propre à l'usage des injections sous-cutanées, une combinaison de sel acide de quinine et d'urée; combinaison soluble dans son poids d'eau.

K. Jaffé[1] a expérimenté ce bichlorhydrate de quinine carbamidé à l'hôpital général de Hambourg.

Pour le préparer, on verse dans une capsule 20 p. de chlorhydrate de quinine et 12 p. d'Hcl pur de $D = 1,07$, on agite et on filtre. On ajoute à la solution 3 p. d'urée pure que l'on dissout à une faible chaleur. Au bout de vingt-quatre heures, les cristaux peuvent être séparés des eaux-mères et forment une masse d'un blanc éblouissant et d'une saveur amère.

La solution aqueuse, incolore, jaunit au bout de trois ou quatre jours, et brunit sans se troubler et sans perdre ses propriétés.

Pour les injections sous-cutanées, on peut faire usage d'une solution à 50 %. 1 centim. cube représente environ 0,37 de sel quinique.

On peut injecter le contenu de une 1/2 à trois seringues contenant 1 centim. cube de ce liquide.

[1] Centralbl. f. d. Medicin. Wissensch., pag. 422, 1879.

Plus ordinairement, on prend 1 p. de sel quinique pour 3 p. de solution. On injecte de préférence sous la peau du dos.

La réaction locale serait généralement modérée, tout au plus se produirait-il une douleur circonscrite, brûlante, sans rougeur, ni abcès. Cependant il pourrait se produire une légère tuméfaction qui disparaît en quelques heures, surtout après quelques lotions d'eau blanche.

Turbin [1] n'aurait également jamais observé d'accidents, à la suite d'injections de ce sel double de quinine (sel de Drygin) ; mais un rapport de la Société médicale caucasique montre que, sur 773 injections faites sur 281 malades, on aurait observé 71 fois des abcès, 33 fois des indurations.

Par conséquent, quoique la dose de 1 gram. de ce sel soit bien tolérée par les adultes, et n'ait provoqué, chez les femmes et les enfants, que des tintements d'oreilles, sans autres manifestations toxiques, que son action antipyrétique soit évidente et sûre, ce sel double, à part sa grande solubilité, ne présente aucun autre avantage sur les sels de quinine.

Pour l'emploi, on pourrait se servir de la formule indiquée par Schreiber [2], comme se conservant bien :

Bichlorhydrate de quinine carbamidé	2 gram.
Eau distillée.................	4 —
Glycérine.................	4 —

Lactate de Quinine.

Le lactate basique de quinine cristallise en aiguilles prismatiques anhydres, solubles dans 10,29 p. d'eau froide, si sa réaction est basique ; très solubles dans l'alcool et à peu près

[1] Mediz. Obozr., février 1882.
[2] Berlin. klin. Woch., n° 37, pag. 603, 1885.

insolubles dans l'éther. Il contient 78,26 °/₀ de quinine. Il est altérable, et jaunit à l'air et à la lumière.

En 1885, il fut préconisé, en raison de sa solubilité, mais il ne rentra pas dans la pratique médicale, parce que le lactate cristallisé du commerce ne répond pas aux conditions de solubilité indiquées par le Codex ; de plus, en solution aqueuse, il ne se conserve pas plus qu'à l'état solide.

En 1891, par un tour de main ingénieux, P. Vigier [1] a préparé une solution de lactate de quinine au 1/5 qui se conserve bien et permet aux praticiens de revenir sur un abandon regrettable. Car ce sel très riche en quinine, 78,26 °/₀, et n'occasionnant ni douleur, ni abcès, à la suite de l'injection, offre un des meilleurs moyens d'administrer la quinine par voie hypodermique.

Les pharmaciens pourraient donc avoir dans leur officine une solution titrée officinale de lactate de quinine ; par le procédé que signale Vigier et qui, dit-il, lui a toujours réussi:

Prenez sulfate de Quinine 21ᵍʳ,50 (représentant 16 gram. de quinine), dissolvez dans 500 gram. eau distillée aiguisée de 27ᵍʳ50 de $SO^4 H^2$ dilué au 1/10, ajoutez 29 gram. d'ammoniaque, laissez en contact pendant 24 heures, en agitant de temps en temps ; lavez la quinine hydratée à l'eau distillée, recueillez-la sur un filtre, délayez-la dans 100 gram. d'eau distillée chaude ; maintenez-la au bain-marie en ajoutant petit à petit de l'acide lactique pur, jusqu'à légère réaction acide. (Il faut environ 4ᵍʳ,25 d'acide lactique), laissez refroidir, filtrez et complétez le poids de 100 gram.

5 gram. de cette solution contiennent 1 gram. de lactate de quinine, et chaque injection 0,20 de sel quinique neutre. Il est facile de donner plusieurs injections sans retirer l'aiguille et de faire absorber ainsi la quantité de quinine que l'on désire.

[1] Union pharmaceutique, 1891.

En préparant cette solution on trouve sur le filtre un précipité, qui ne dépasse jamais 0,50, et qui est d'autant moins volumineux que le sulfate de quinine et l'acide lactique employés sont plus purs. Il peut être considéré comme négligeable; cependant, si on voulait absolument en tenir compte, on mettrait 22 gram. de sulfate de quinine au lieu de 21,50, et 30 gram. d'ammoniaque au lieu de 29. On aurait ainsi une solution dont le titrage serait rigoureusement exact.

Sulfovinate de Quinine.

Le sulfovinate de quinine a été obtenu, pour la première fois, par M. Schlagdenhauffen, mais c'est à M. le Dr P. Jaillard, pharmacien principal de l'armée et professeur à l'Ecole de Médecine d'Alger, que l'on doit la connaissance exacte de sa préparation et de ses propriétés. Ce sel contient 71 °/₀ de quinine, il est incolore, cristallisé en houppes soyeuses non déliquescentes, insoluble dans l'éther, très soluble dans l'alcool, soluble dans deux fois son poids d'eau. Mais à l'état solide, aussi bien qu'en solution aqueuse, il ne se conserve pas.

Sans sa facile altération, sa grande solubilité, son action topique, nulle vis-à-vis de l'albumine et des tissus organiques, l'auraient rendu supérieur aux autres sels de quinine pour la pratique des injections hypodermiques, on pourrait employer :

Sulfovinate de quinine.......... 1 gram.
Eau distillée.................. 5 —

Solution limpide, mais ne se conservant pas.

Le *formiate de quinine*, soluble au 1/15, n'a été employé que par MM. Namias, Levi, Cerlza ; le *quinate de quinine*, le *tannate de quinine*, le *valérianate de quinine*, ont été également essayés, nous ne croyons pas utile d'en parler ici.

Le *ferro-citrate de quinine* a été injecté par M. Rosenthal. Il se dissout par la chaleur dans 10 parties de glycérine en formant un liquide brun verdâtre, huileux, que l'on dilue avec de l'eau distillée pour l'usage hypodermique.

D'après M. Eulenburg, M. Berg (de Dresde) aurait essayé un *ferro-citrate de quinine viride*.

Récemment, M. Maestro-Perez aurait utilisé le *phénate de quinine* dans le traitement du choléra. Il se servait ;

> Phénate de quinine.............. 1 gram.
> Alcool à 40°................... 3 —

et pratiquait 3 injections coup sur coup dans la première période du choléra.

CONCLUSIONS

Après avoir passé en revue les divers sels de quinine, propres
à la méthode hypodermique, il nous reste à indiquer quel est
celui auquel on doit donner la préférence. Pour que ce mode
d'administration devînt pratiquement applicable à la médication
quinique, on devrait trouver un sel doté des qualités suivantes :

« Etre assez soluble et assez riche en alcaloïde, pour que le
contenu d'une seringue Pravaz en renfermât une quantité suffisante pour permettre d'obtenir, avec une seule injection, les effets
thérapeutiques voulus. En second lieu, il ne devrait pas avoir
de propriétés irritantes assez marquées pour déterminer une
douleur trop vive, ou des phénomènes inflammatoires locaux
dans les tissus où il serait introduit. Enfin il devrait être d'une
préparation facile et les solutions devraient se conserver longtemps sans altération notable.

Toutes ces qualités se trouvent précisément réunies dans les
chlorhydrates de quinine.

En effet, depuis les études de M. le professeur Arnould, qui a
vulgarisé les injections de quinine, une série de sels a paru, dont
chacun avait la prétention d'être plus soluble que ses devanciers.
La solubilité a ici une importance assez remarquable ; car plus le
sel sera soluble, plus il sera facile de le concentrer, et de l'administrer sous un petit volume, et moins il faudra ajouter d'un
véhicule, ou d'un adjuvant dont l'innocuité n'est pas toujours
négligeable pour les tissus qu'ils atteignent.

Du sulfate au monochlorhydrate de quinine, en passant par tous les sels intermédiaires, et s'aidant de l'alcool, de divers acides, etc.. on n'a pu élever le titre des solutions au-dessus du cinquième.

De telle sorte que, pour faire absorber 1 gram. de sel, il fallait faire 5 injections d'un centim. cube, et ces solutions, quoique peu concentrées, exposaient à des accidents qui en restreignaient l'emploi aux cas graves et même pernicieux. De plus, les solutions ne se conservaient exemptes d'altérations notables, que pendant fort peu de temps.

Tous ces inconvénients cessent par l'emploi des chlorhydrates de quinine, qui, nous l'avons vu, se conservent indéfiniment, permettent d'obtenir des solutions très concentrées et n'importent pas d'accidents à la suite de l'injection (si l'on prend les plus vulgaires soins de propreté, et qu'on évite pour l'injection certaines régions peu tolérantes pour la quinine), tout au plus les inconvénients communs à l'administration par voie hypodermique, d'un certain nombre de médicaments. Ils ne sont pas plus marqués pour les chlorhydrates que pour les autres sels.

La région qu'il faut suffisamment éviter est surtout l'avant-bras et plus généralement le membre supérieur. Le membre inférieur est d'une tolérance moyenne, mais il faut aussi éviter d'y pratiquer des injections.

La région de prédilection est l'abdomen et ses dépendances (flanc, hypochondre, lombes, hypogastre). On peut dire que jamais ou presque jamais on n'y observe des accidents qui méritent ce nom.

Les injections intra-musculaires, quoique parfaitement inoffensives, doivent être réservées aux cas où les malades sont trop maigres pour pouvoir loger le contenu d'une seringue dans leur tissu cellulaire hypodermique.

Ordinairement pendant que le liquide, graduellement poussé, pénètre sous la peau, le patient accuse une sensation de brûlure peu intense, qui augmente jusqu'à la fin de l'injection, et disparaît au bout de deux ou trois minutes, après être restée un instant stationnaire. Il n'y a rien de plus si l'injection est lente. Au contraire, si elle est faite brusquement, la brûlure devient très vive et il s'y ajoute une sensation très pénible par elle-même de distension et de tiraillements.

Cette faible douleur de l'injection, devenant quelquefois assez intense pour effrayer le malade et lui faire prendre en horreur ce mode de traitement, sera évitée par une injection préalable de cocaïne. On procédera de la façon suivante : La seringue étant chargée d'une solution à 1/40 de cocaïne, on enfonce la pointe au lieu même où l'on veut faire pénétrer la quinine , on vide très lentement le quart de la seringue, et on la retire en prenant bien garde de ne pas déplacer l'aiguille ; on charge de nouveau avec la solution quinique, et on l'injecte doucement à l'endroit précis où a pénétré la cocaïne. Au besoin, on laissera une ou deux minutes d'intervalle entre les injections.

Ainsi faite, l'injection ne provoque aucune espèce de douleur ; il semble que la solution de quinine se loge en boule au centre d'une atmosphère cocaïnée qui lui forme une enveloppe anesthésique. Le procédé est sûr, si l'on pousse les injections successives sans déplacer la canule ; si on retire celle-ci, il est presque impossible de retrouver, en l'enfonçant de nouveau, le point cocaïné.

L'emploi de la cocaïne n'est utile que dans les cas exceptionnels ou la réaction douloureuse est très vive chez un sujet très impressionnable ; il est superflu dans la presque totalité des cas, même chez des malades pusillanimes, en pratiquant l'injection avec les précautions précédemment indiquées.

Nous voici arrivé à la fin du programme que nous nous étions tracé. Nous n'avons pas la prétention d'avoir épuisé en ces quelques pages tout ce que l'on sait sur les injections cencentrées de quinine.

Nous sommes plus modeste et ne désirons qu'une chose, à savoir que tout faible qu'est ce travail, nos Maîtres puissent y trouver un pâle reflet de leurs bonnes leçons.

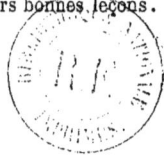